LA LEÇON

d'Éducation Physique

et les

Exercices Respiratoires

à l'Institut

du Docteur CONDROYER

ancien Médecin-Instructeur

à l'École Nationale de Joinville-le-Pont

Imprimerie Paul CHAILLOUS

4 et 6, rue de l'Évêché et 7, rue du Lycée

NANTES

Prix : 2 fr. 50

LA LEÇON

d'Éducation Physique

et les

Exercices Respiratoires

à l'Institut

du Docteur CONDROYER

ancien Médecin-Instructeur

à l'École Nationale de Joinville-le-Pont

Dans cette courte notice je n'ai pas la prétention de faire un traité d'Éducation Physique, j'ai simplement cherché à expliquer, comment en Médecin-Spécialiste, je comprends les grandes lignes de l'Éducation Physique. Je voudrais faire comprendre aux parents et à ceux qui s'intéressent à cette question comment je l'envisage, afin qu'ils puissent suivre les différentes phases d'une leçon prise à mon Institut, et qu'ils connaissent les différents stades que leurs enfants devront parcourir pour arriver à être vraiment éduqués physiquement. Enfin, je tiens à faire remarquer que tout ce qui suit ne se rapporte qu'aux leçons collectives. Je n'envisage dans cette notice que les enfants normaux, qui peuvent m'être confiés vers six ans, pour faire à mon Institut leur Éducation Physique, jusqu'à leur service militaire ou au delà. Les enfants présentant une anomalie quelconque: étroitesse de poitrine, épaules en avant, anémie, déviation de la colonne vertébrale, obésité, etc. . . . ne sont pas justiciables tout de suite du programme que je vais exposer.

Définition de l'Éducation Physique

Sous le nom d'ÉDUCATION PHYSIQUE, on entend l'ensemble des moyens par lesquels on arrive à améliorer la santé en développant la force, la souplesse et l'adresse.

Pour le profane qui n'a pas étudié cette question très complexe de l'Éducation Physique, rien n'est plus simple que de donner une leçon; et cependant je puis dire que parmi toutes celles auxquelles j'ai assisté, bien peu étaient données d'une façon rationnelle et profitable pour l'élève. Ceci s'explique facilement, car j'ai examiné, connu, et fait des cours à beaucoup de professeurs ou futurs professeurs, et je n'ai rencontré que très peu d'individus réunissant les qualités morales, intellectuelles et physiques, qu'il est nécessaire de posséder pour mériter le titre d'Educateur Physique.

En effet, s'il est peu compliqué de faire exécuter des mouvements ou d'apprendre à sauter, il est, en revanche, excessivement difficile de faire atteindre à l'élève les différents buts physiologiques ou physiques que l'on se propose or, ces buts diffèrent, suivant l'âge du sujet, son sexe, son degré d'entraînement.

La valeur d'une leçon est donc en rapport direct avec l'intelligence du professeur qui la donne. C'est d'ailleurs pour cette raison qu'en France, l'Education Physique a mis si longtemps à atteindre la valeur d'une science. En effet, confiée avant la guerre à des acrobates ou à des vieux sergents en retraite, l'Education Physique ne pouvait pas faire de progrès. Tout en n'étant pas un admirateur de la gymnastique suédoise, je reconnais cependant que c'est ce peuple qui a donné à cette branche son essor scientifique. Le premier il a compris que les professeurs d'Education Physique devaient être ceux qu'il a appelés des Médecins-gymnastes, ou tout au moins des hommes ou des femmes qui avaient suivi pendant trois années des cours théoriques et pratiques très approfondis, à l'Institut National de Stokholm.

Avant l'évolution suédoise la gymnastique était un art plutôt qu'une science ; le professeur de gymnastique ne recherchait pas tant la santé chez ses élèves, que les applaudissements de la foule pour quelques prodiges qui exécutaient, souvent au détriment de leur santé, quelques acrobaties à la barre fixe ou aux anneaux.

L'ambition du professeur de gymnastique était de produire un acrobate ; l'ambition de l'Educateur Physique doit être de produire un élève harmonieusement bâti et bien portant. C'est cette différence de buts qui fait que la leçon d'Education physique diffère complètement de la leçon de gymnastique.

A mon Institut, à la suite d'observations personnelles, et d'une expérience quotidienne qui date déjà de quatre années, je divise la leçon d'Education physique en trois parties :

    1° *Les mouvements correctifs ou de développement* ;

    2° *La drogue* ;

    3° *La partie gymnastique et l'étude sportive* ;

Nous les étudierons et verrons leur importance respective suivant la catégorie d'élèves à laquelle on s'adresse.

I. — Mouvements correctifs
ou de développement

Si l'homme avait continué la vie naturelle pour laquelle il semblait avoir été formé, le besoin d'éducation physique ne se serait jamais fait sentir. Cette vie de l'homme au milieu des forêts et des champs, cherchant sa nourriture en poursuivant les animaux ou en travaillant la terre, était en quelque sorte une perpétuelle leçon d'Éducation physique. Cette vie saine et mouvementée devait le conserver dans un état de parfait équilibre de force et de santé ; malheureusement dans notre siècle de progrès intellectuels, où le moteur électrique et la machine à vapeur remplacent le travail si salutaire de nos muscles, tout se ligue pour aller à l'encontre de nos besoins physiques.

Mais c'est chez l'enfant surtout que le mal est plus grand, car les habitudes qui lui sont imposées sont en contradiction perpétuelle avec ses besoins et ses instincts. Livré à son impulsion naturelle, l'enfant remue sans cesse: saute, court, grimpe. Mais qu'arrive-t-il ? C'est qu'à six ans notre siècle nous oblige à la sédentarité scolaire, criminel méfait de notre civilisation. Sous prétexte de l'habituer à la discipline, on le soumet à l'implacable consigne de l'immobilité, essayant de détruire en lui cet instinct de mouvement. N'est-ce pas là une fâcheuse victoire que celle d'où résulte la suppression de cette fougue juvénile, véritable sauvegarde de la santé, qui assure le fonctionnement idéal de l'organime, en poussant l'enfant à activer ainsi sa vitalité.

Laissez-moi citer cette phrase d'Hébert : « Les animaux non domestiqués, dit-il, arrivent tout naturellement à leur complet développement et sont rarement mal proportionnés, précisément parcequ'ils continuent toujours l'existence qui leur convient le mieux ».

Nous pourrons l'appliquer à nos enfants qui, certes, mènent une vie contre nature.

Encore si cette immobilité n'avait comme résultat que d'arrêter le développement de nos enfants, mais elle fait pis encore, elle arrive à les déformer, car leur petit corps, véritable « cire molle », conserve toute la vie les empreintes reçues, et suivant la manière dont ce petit être sera façonné il deviendra un homme vigoureux et robuste, ou au contraire un chétif ou un malingre.

C'est ainsi que le Docteur Tissié résume cette pensée paradoxale mais si juste : « L'enfant est le père de l'Homme ».

Grâce à ma spécialité, j'ai pú constater que jusqu'à six ans l'enfant est en général bien bâti : une poitrine bien ouverte, les épaules plaquées en arrière. Mais dès l'âge de sept à huit ans, tous ou presque tous, perdent leur conformation naturelle, et victimes de la scolarité et des attitudes vicieuses, on les voit peu à peu se déformer : leurs épaules, primitivement parrallèles à l'axe du corps, deviennent obliques, l'angle inférieur et le bord interne deviennent saillants sous la peau, et la poitrine bombée du bébé de cinq ans s'aplatit peu à peu.

Toutes ces déformations s'expliquent par la contraction perpétuelle des muscles pectoraux et l'élongation des fixateurs de l'omoplate, que nécessite la position assise devant une table, généralement trop basse.

Hébert soutient que les exercices naturels suffisent à aider au développement de l'individu. J'approuve ses théories appliquées à nos ancêtres, mais de nos jours ses exercices naturels sont complètement insuffisants, et si nous voulons contrebalancer les attitudes vicieuses inhérentes à notre mode de vie, il faut faire exécuter aux enfants des mouvements, anti-naturels il est vrai, mais étudiés et combinés de telle façon qu'ils font travailler des muscles relachés par des positions incorrectes, ou des muscles dont les antagonistes travaillent trop.

Ces mouvements auront presque tous pour but de fixer les épaules en arrière et de faire exécuter aux côtes des mouvements d'élévation en avant, aidant ainsi au développement de la cage thoracique.

Ces mouvements auxquels j'attache une importance capitale je les groupe sous le nom de « MOUVEMENTS CORRECTIFS OU DE DÉVELOPPEMENT ». Ils sont pour la plupart empruntés à la gymnastique de Ling, et d'autres sont dits « d'opposition ».

Pour être profitables ils doivent être exécutés dans la perfection, et ce n'est pas perdre son temps pour le moniteur que de corriger en particulier chaque mouvement, car un seul mouvement bien fait portera plus de fruits que plusieurs exécutés d'une façon défectueuse.

Alors que dans la « Drogue » dont nous parlerons tout à l'heure, le résultat est entre les mains du professeur, dans les « Mouvements correctifs et de développement » ce résultat, dis-je, sera proportionné à la bonne volonté du sujet, car c'est l'effort personnel qui entraînera la contraction bienfaisante des muscles spécialement visés.

II. — La Drogue

D'après ce que nous avons déjà vu, ce qu'il faut le plus combattre chez l'enfant c'est cette immobilité forcée qui amène chez lui un état d'inquiétude générale, d'agacement d'excitation nerveuse, qui ne peut être calmé que par l'exercice.

Les bêtes fauves des ménageries ne cessent de tourner autour de leur cage, et les animaux domestiques tenus longtemps enfermés témoignent, aussitôt libres, du besoin de dépenser, en mouvements violents, l'influx nerveux accumulé, dont leurs membres ressentaient la tension douloureuse.

Nos élèves des lycées et collèges sont soumis chaque jour à quatre heures de classe et à six heures d'étude, c'est-à-dire à 10 heures de travail intellectuel forcé, d'immobilité contre nature, de claustration dans un air confiné et malsain. L'homme de bureau n'en ferait pas plus sans grand danger pour sa santé. On a accordé huit heures de travail à l'ouvrier, mais maintenu 10 heures pour l'enfant.

Sans vouloir critiquer nos programmes académiques, j'entends chaque jour les récriminations des parents et des professeurs eux-mêmes. Ils se plaignent des programmes trop chargés, et constatent que l'on est actuellement en présence d'un « gavage » intellectuel plutôt que d'une éducation vraie, complète et intégrale. Cette fausse éducation, comme le dit le Docteur Landouzy, rend fièrement à la Société un « un petit mandarin ridicule, qui a plus de nerfs que de muscles, plus de vapeur que de volonté ».

Presque quotidiennement j'entends les mêmes réflexions des parents qui, désireux de contrebalancer ce défaut d'exercice, viennent à mon Institut pour chercher des heures de leçons et qui, c'est triste à dire, ne trouvent qu'à grand'peine le temps de faire donner à leurs enfants deux heures par semaine pour songer à leur développement physique.

« Mais, me dit-on, ce n'est pas l'exercice qui manque à mon enfant, nous passons notre temps à courir les leçons ». Sachez que ces courses à travers la ville ne sont pas des délassements pour vos enfants, ce sont des fatigues surajoutées.

Ce qui suit vous paraîtra paradoxal, mais n'est que trop vrai. L'enfant se fatigue plus à marcher qu'à jouer et à courir. L'instinct de l'enfant sait le guider dans son choix d'exercices; il se dira fatigué lorsque vous lui proposerez une promenade, mais le même jour, il courra pendant une heure, en jouant au ballon, avec ses petits camarades. Il ne tirera aucun profit hygiénique de la marche et profitera plus d'une heure de jeu : la marche le fatigue, le jeu le fortifie.

En effet la marche n'active ni sa circulation, ni sa respiration, au contraire tout son organisme est en ébullition pendant le jeu qui activera sa vitalité.

C'est pour cette raison qu'entre les deux genres d'éducation : de l'externat ou du demi-pensionnat, dans un collège où le jeu est obligatoire, je prétends que ce dernier système vaut mieux, car si le demi-pensionnaire marche moins que l'externe, il a pour lui le gros avantage d'une heure et demie de jeu par jour.

Voyons donc rapidement les méfaits de la sédentarité. De tout temps on y a cru. Ambroise Paré avait déjà dit : « Et comme d'exercices durement faicts adviennent grandes utilités, aussi faict grand détriment le repos oiseux, car il engendre des crudités, humeurs gluants, obstructions, pierres, tant es reins que dedans la vessie, gouttes apopoplexies et autre mille maux ». En effet les échanges nécessaires pour l'accroissement et le maintien en bon état des cellules et des organes qui nous composent, nous sont d'autant plus profitables qu'ils sont plus actifs. Plus les oxydations seront intenses, plus les déchets seront rapidement et complètement éliminés, plus sera parfait l'équilibre des cellules et de l'organisme tout entier.

Mais chez l'enfant sédentaire, ces échanges ne sont sollicités par aucune activité respiratoire ou circulatoire, de sorte que ce petit être mène une vie et une croissance ralenties.

L'enfant immobile respire mal et insuffisamment, rien ne vient stimuler sa fonction respiratoire, et sa cage thoracique ne se développe qu'incomplètement, son jeu n'étant jamais sollicité par des mouvements violents. L'air inspiré ne se renouvelle pas et les vésicules pulmonaires restent loin de leur dilatation complète ; un air vicié y séjourne, et vous savez comme moi qu'étant mal aérées, mal ventilées, les alvéoles des sommets sont vite la proie de la tuberculose, le bacille de Kock s'y installe en maître, sans crainte d'être détruit par une ventilation bienfaisante. Le diaphragme de l'enfant qui devrait avoir un jeu étendu voit son fonctionnement réduit. De tout cela il résulte que l'hématose se fait mal, le sang mal oxygéné ne peut pas apporter aux organes une nourriture assez riche, et ceux-ci ne peuvent atteindre leur parfait développement. Les muscles ne travaillant pas restent atrophiés et ne peuvent pas soutenir un squelette qui, mal nourri et mal dirigé, se laisse influencer par les attitudes vicieuses que l'enfant est obligé de garder pendant de longues heures, d'où les nombreux cas de scoliose, cyphose et lordose.

Vous reconnaîtrez facilement dans le tableau ci-dessous le portrait de cette petite victime : Avec son ossature souvent asymétrique, sa musculature faible, non apparente sous la peau, ses formes arrondies et efféminées à cause de la présence de la graisse, ou bien angulaire à cause de la maigreur et de l'atrophie générale. Sa poitrine est plate avec un sternum de poulet et souvent avec un « chapelet costal » bien marqué ; un vide remplace la saillie des pectoraux, son dos est plat ou voûté et les omoplates mal fixées ; ses épaules, basses, anguleuses et portées en avant laissent pendre des bras qui semblent de véritables fuseaux. Le ventre, proéminent, à parois flasques, domine un bassin étroit que supportent des jambes grêles.

En contact perpétuel avec les agents morbides qui le guettent, un tel organisme, affaibli et anémié, sera une proie toute désignée pour la tuberculose et les maladies infectieuses, qui trouveront en lui un terrain favorable.

A la suite de ces observations vous comprendrez que je n'ai pas du tout la même façon d'envisager la leçon que le professeur de gymnastique ordinaire. Celui-ci cherche à développer les muscles ou à faire exécuter des tours de force. Mon rôle de médecin me fait plutôt chercher à combattre les effets funestes de la sédentarité scolaire. C'est pour cette raison que je préconise cette seconde partie de la leçon à laquelle j'ai tenu à donner le nom de « DROGUE » tenant à rappeler ainsi son but médical.

Par des exercices ou des jeux se succédant rapidement, le professeur cherchera à satisfaire ce besoin de mouvement de l'organisme, puis fera atteindre progressivement à l'élève un certain degré de léger essoufflement qui lui sera salutaire.

Sollicitée par la production de l'acide carbonique amené dans le sang par l'exercice, la cage thoracique précipitera ses mouvements. L'organisme se défendra contre cet excès d'acide carbonique en faisant rentrer en jeu toutes les alvéoles des poumons ; celles des sommets (qui en général ne fonctionnent pas), se dilateront, s'aéreront, ce qui assainira ce foyer si propice à la tuberculose. Son diaphragme fonctionnera. Son soufflet thoracique luttera contre l'ankylose des côtes qui se produirait certainement sans ces amples et fréquentes respirations.

Les exercices très variés exécutés pendant la « drogue »

accéléreront les battements du cœur, et le sang bien oxygéné sera attiré vers les muscles en travail. De ce torrent sanguin les muscles retireront un double profit : un nettoyage bienfaisant et une nourriture saine et abondante. Il s'en suivra une répercution dans tout l'organisme qui se développera d'autant mieux que cette « drogue » lui sera plus fréquemment accordée.

Vous pouvez juger vous-mêmes des effets de la «drogue». Le plus souvent l'enfant vient à mon Institut le visage pâle, l'air préoccupé, triste, ou tout au moins absorbé. Il sort de la classe où il a dû se tenir immobile et où il a dû ingurgiter une forte dose de science. La drogue est à peine commencée que ses yeux s'animent, deviennent brillants, ses joues se colorent, sa respiration devient ample et fréquente, il semble respirer la santé, et la maman qui ne le quitte pas des yeux souhaiterait de lui voir toucette bonne mine. Grâce à cette suractivité de la respiration, tout l'organisme a reçu un coup de fouet salutaire.

Amusez-vous à remarquer ce détail qui, mille fois, m'a frappé : la différence de bruit, de mouvement, d'exubérance, et en un mot de vie, dans les vestiaires avant et après la leçon.

Je m'empresse de dire que cette partie de la leçon est celle qui demande, de la part du professeur, le plus de connaissances. Faire exécuter des mouvements correctifs, apprendre à l'élève à sauter n'est rien, mais enthousiasmer ses élèves pour qu'ils s'adonnent complètement à la leçon, c'est là la « pierre de touche » de son métier. Il lui faudra de la psychologie pour savoir entraîner chacun suivant son caractère. A lui de varier la drogue, de choisir les jeux, des excercices, suivant le goût, l'âge, le tempérament, les circonstances, et de nombreuses contingences qui feront ressortir ses qualités intellectuelles. Il devra en outre savoir assez de physiologie pour faire atteindre, mais non pas dépasser la limite où la « Drogue », au lieu d'être un bienfait deviendrait un poison, car s'il faut activer la res-

piration, s'il faut atteindre le degré salutaire de l'essoufflement, il faut se garder de faire exécuter à l'élève des
exercices trop violents qui, au lieu d'amener dans l'organisme un excès d'oxigène, amèneraient au contraire un
excès d'acide carbonique.

Si les méfaits de la sédentarité m'ont fait introduire la
leçon d'Education Physique cette partie excessivement
mouvementée qu'est la « Drogue », les méfaits du surmenage
intellectuel m'ont ancré dans l'idée que l'Education Physique
devait être un dérivatif aux trop longues heures d'attention
que doivent soutenir nos enfants. C'est pour cette raison
que si j'exige que l'élève soit attentif et appliqué pendant le
quart d'heure consacré aux exercices correctifs, je conseille
en revanche à mes moniteurs de laisser aux enfants la plus
grande liberté pendant ce que nous sommes convenus d'appeler la « Drogue ». Les rires aux éclats, les cris, font partie intégrante de cette partie de la leçon et sont des exercices
respiratoires naturels excellents.

Le Docteur LAGRANGE qui est à mon avis celui qui, le
premier a vu juste en cette matière, a formulé une loi que
je tiens à énoncer : « A travail musculaire égal, dit-il, la
sensation fatigue est d'autant plus intense, que l'exercice
exige l'intervention plus active des facultés cérébrales ».
Or l'enfant a assez de surmenage cérébral pour faire son
éducation intellectuelle sans imposer encore à son cerveau
des efforts pendant son éducation physique. C'est, entre pa-
renthèse, pourquoi je condamne énergiquement la gymnastique rithmique qui impose à l'enfant une attention soutenue
et un effort cérébral considérable. Erigée en méthode d'é-
ducation physique elle est, pour moi, une erreur grossière.

Je crois avoir fait suffisament comprendre ce que j'entends par cette partie de la leçon, et me résume en disant :

Activer la respiration et la circulation, reposer l'esprit :
voici son but. *Faire gaiement prendre du mouvement :* voici la
règle de son exécution.

III. — La partie gymnastique
et l'étude sportive

Il nous reste à voir la troisième partie qui est la partie gymnastique et l'étude sportive. Je ne m'étendrai d'ailleurs que très peu sur cette phase de la leçon, qui est, en quelque sorte, la partie technique de l'éducation physique. Il ne s'agit plus d'activer la respiration et la circulation, il faut fortifier, assouplir, donner de la vitesse et de l'adresse au système musculaire. Il faut apprendre à l'élève comment il doit s'y prendre pour obtenir de sa machine le maximum de rendement.

Le but que je me propose c'est qu'à dix-huit ans mes élèves aient une éducation physique complète. A cet âge leurs humanités sont finies, et de même qu'à ce moment ils peuvent bifurquer, munis d'un bagage intellectuel général, vers des études spéciales, de même au point de vue physique mon ambition est qu'un élève ayant suivi chez moi le cycle de ces études physiques puisse, suivant ses goûts personnels, se livrer avec des chances de succès à n'importe quel sport.

Quelques indications seulement pour montrer les directives du système employé à mon Institut. Je suis partisan du plus large éclectisme, on pratique chez moi les exercices empruntés aux différentes méthodes. On cherche à éviter l'erreur des agréistes qui ne développaient que la partie supérieure du corps, et celle de beaucoup de sportifs qui ont la tendance contraire.

Jusqu'à dix ou onze ans je ne vise comme développement musculaire de l'enfant que l'adresse, la vitesse et la souplesse. Ce n'est qu'à partir de cet âge, à mon avis, qu'il faut chercher à développer la force musculaire proprement

dite. Son développement précoce par des contractions
soutenues et répétés feraient grossir et durcir le muscle,
et le système osseux, jusqu'à cet âge trop faible, ne pourrait qu'être gêné dans sa croissance par la résistance que
lui opposeraient de trop fortes brides musculaires.

Une chose sur laquelle j'insiste beaucoup, c'est sur le
développement des muscles extenseurs, et cette idée, je
tiens à la développer.

Nécessité de faire travailler
les muscles extenseurs

On s'est beaucoup extasié, en France, sur la structure
physique des Américains et des Anglais. Ce qui cause le
plus notre admiration, ce n'est ni leur taille, ni leur musculature, mais bien le fait de se tenir *essentiellement droits*.

J'attribue cette tenue à ce que, contrairement à nous, ils
font travailler beaucoup plus leurs extenseurs que leurs
fléchisseurs. En les voyant jouer et en les questionnant, on
apprend que leur éducation physique diffère complètement
de la nôtre.

Pendant mon séjour à Joinville, de nombreux Américains
sont venus visiter notre école nationale. Ce qui les éton-
nait le plus c'était le travail vertigineux de nos moniteurs
à la barre fixe ou aux anneaux, et l'un d'eux me dit un jour
cette phrase très significative et que j'ai retenue : « Ce sont
de véritables singes; nous ne faisons pas de ces sports-là
chez nous ». En effet, à l'inverse de ces exercices de
flexion de bras, de flexion de tronc, de flexion des cuisses
que nous retrouverons dans beaucoup de nos exercices favoris, et surtout dans notre ancienne gymnastique d'agrès,
leur gymnastique à eux est surtout faite de mouvements
d'élongation et d'extention.

Tous leurs jeux : Volley-ball, base-ball, basket-ball,
sont des jeux d'extention. N'avons-nous pas vu, sur nos

2

places publiques, ces soldats s'amuser comme de grands
enfants à des « lancer de balles » ?

La réflexion de cet Américain, leur structure et leurs
jeux favoris, m'ont poussé à approfondir cette question des
fléchisseurs et des extenseurs.

Dès sa naissance l'enfant a ses fléchisseurs plus forts
que ses extenseurs, et la maman qui emmaillotte son bébé
sait la force qu'elle doit déployer pour allonger ce petit
être. La nourrice qui tient sur son bras le bébé recroque-
villé sur lui-même sait dire, à mesure qu'il peut se tenir
bien assis, que son nourrisson « prend de la force dans les
reins ». Traduite, cette expression populaire veut dire que
l'enfant commence à avoir de la force dans les extenseurs
de sa colonne vertébrale. Plus tard, s'il se traîne sur le
ventre, s'il marche à quatre pattes, et si, petit à petit, il se
redresse et marche, c'est que les extenseurs de sa colonne
vertébrale et ceux de ses cuisses et de ses jambes sont ar-
rivés à contrebalancer la force des fléchisseurs antagonistes.

Si, dans le tout jeune âge, les omoplates de l'enfant sont
bien fixées en arrière, c'est que les pectoraux et les fixateurs des fléchisseurs sont à peu près de la même force.

Malheureusement arrive la scolarité avec tout le cortège
de ses méfaits : la position assise devant une table, tête,
tronc, cuisses, jambes en flexion, omoplates portées en
avant par une contraction presque perpétuelle des pectoraux. Cette sédentarité, dans des positions où les fléchisseurs sont contractés et les extenseurs en élongation, ne
fait qu'augmenter la suprématie des fléchisseurs sur les
extenseurs.

Nous retrouvons cette prédominance du travail des
fléchisseurs durant toute notre vie. Dans toutes nos
occupations nous sommes en flexion. « Aujourd'hui nous
vivons assis, et l'on vivait autrefois debout. Dans nos ap-
partements, disait JUSSERAND, d'innombrables fauteuils,
chaises longues ou divans invitent à s'asseoir, sinon même
à se coucher. Si l'on a l'obligation de sortir, une multitude

de voitures, tramways ou omnibus permettent même aux moins fortunés de se transporter d'un lieu à un autre sans cesser d'être assis ».

Dans de telles conditions les effets funestes de cette prédominance que nous avons constatée dans l'enfance, ne peuvent que s'accentuer chez l'adulte. Plus tard la canne des vieillards n'a pas d'autre rôle que celui de remplacer ses extenseurs qui ont perdu toute force.

Une remarque que vous avez pu faire vous-même, c'est qu'en général les personnes qui se voûtent le plus sont plutôt des personnes maigres, et ceci je l'explique par ce fait que les gens gras sont forcés, durant toute leur vie de faire travailler les extenseurs de leur colonne vertébrale pour lutter contre le poids de leur abdomen. De plus leurs fléchisseurs sont affaiblis parce que distendus et encombrés de tissus adipeux.

De tout ceci on est obligé de conclure que si nous voulons nous tenir droits, et si nous voulons contrebalancer la la prépondérance de nos fléchisseurs, prépondérance naturelle et encore accrue par notre manière de vivre, il nous faut adopter la méthode d'Education Physique des Américains et des Anglais et donner une place considérable au travail des extenseurs. *Pour cette raison tous les exercices qui feront travailler les extenseurs, en particulier le lancer, seront en honneur à mon Institut.*

Quand à ce qui regarde l'Etude sportive proprement dite, cette partie est encore plus technique. Il s'agit d'enseigner à l'élève la manière de s'y prendre pour obtenir les meilleurs résultats sportifs. C'est dans cette partie de la leçon que le Professeur devra faire preuve d'aptitudes physiques supérieures, car il devra donner l'exemple et savoir corriger les défauts de chacun, savoir en plus expliquer les raisons mécaniques ou physiologiques de ses démonstrations. Mais il devra se souvenir qu'un style personnel donne quelque fois de meilleurs résultats que celui qu'il voudrait imposer.

Un mot des grands sports : course à pied, foot-ball, etc. *Avant d'essayer de jouer des rhapsodies il faut avoir fait des gammes, avant de faire grossir son cœur, il faut avoir élargi sa cage thoracique ; pour avoir du souffle, il faut avoir un bon soufflet. Faire le contraire est une hérésie condamnable et qui amènera bien des mécomptes.* Combien de médecins ont trouvé des hypertrophies cardiaques chez des jeunes gens qui se livraient au foot-ball avant d'être suffisamment développés ?

Cet emballement pour le foot-ball tel qu'on le joue, fera le plus grand tort à l'Education Physique. Autant je suis chaud partisan de ce jeu à partir de dix-huit ans, autant j'en suis l'ennemi acharné avant cet âge.

Je connais des pensions où des enfants de onze et douze ans ne font pas d'Education Physique parce qu'une ou deux fois par semaine ils font du football. C'est mettre la « charrue avant les bœufs ». Nous en verrons sous peu les fâcheux résultats.

Si tous nos foot-balleurs avaient fait de l'Education Physique, soyez sûrs qu'ils seraient meilleurs joueurs, mais on veut courir avant de savoir marcher ; on veut s'amuser mais on ne veut pas étudier.

Nous venons de parcourir les trois phases très distinctes de la leçon d'Education Physique. Il nous reste maintenant à étudier qu'elle doit être à chaque âge la phase qui prendra dans la leçon le plus d'importance.

Comme nous le verrons, suivant le but physiologique ou physique que nous nous proposerons, les exercices correctifs, la « Drogue » ou la partie gymnastique et sportive prendront dans la leçon de chaque âge la place prépondérante.

L'Éducation Physique avant six ans

Certains, croyant bien faire, ont parlé de l'Education Physique de l'enfant de 4 à 6 ans, et ont même écrit des programmes détaillés sur les différents exercices qu'il faut faire exécuter à ces bébés. Pour moi, avant cet âge, on doit tout bonnement parler hygiène et grand air. Les enfants avant six ans feront eux-mêmes leur Education Physique, si vous leur en laissez la facilité. Le principal est de ne pas les contrarier dans leur besoin de mouvements, et de les laisser au contraire prendre leurs ébats le plus possible en plein air.

Soyez vous-mêmes jeunes avec vos enfants. Si vos occupations ne vous permettent pas de jouer avec eux, donnez-leur des jeux qui les forceront à prendre du mouvement.

Sous prétexte d' « avoir la paix » et d' « éviter la casse », n'abusez pas trop des jeux de patience ou des livres d'images, votre enfant aura tout le temps, plus tard, de rester penché sur une table. Pour l'instant, qu'il profite du peu d'années que lui concède presque à regret, notre savante civilisation, pour jouer, s'amuser, et ainsi se développer normalement. Les quelques égratignures ou bosses qu'il attrapera et qui mettront en émoi la maman, seront bien peu de choses à côté des bienfaits qu'il retirera de ce genre d'éducation.

Les animaux comprennent mieux que nous la nécessité du mouvement pour leurs petits. Qui de nous ne s'est laissé aller à contempler la veille maman chatte jouant avec ses petits, les excitant à courir. Elle comprend mieux que nous la nécessité du jeu pour ses petits.

Les parents qui ont la chance d'avoir plusieurs enfants savent combien se débrouillent et s'élèvent plus facilement les derniers. Leurs aînés leur servent d'entraîneurs, et le bébé qui a comme instinct dominant celui d'imitation, cherche à faire comme les grands, et fait ainsi lui-même son éducation physique, mieux que ne saurait le faire le meilleur éducateur.

Lorsque les parents me confient leurs enfants de 7 à 8 ans, au bout de deux à trois séances, je m'amuse à diagnostiquer si je me trouve en face d'un fils ou d'une fille unique. Il m'arrive bien rarement de me tromper.

Résumons-nous : *Pour cet âge, pas d'Éducation physique réglée, mais du plein air et des jeux en commun.*

L'Éducation Physique des Enfants
de six à huit ans

A cet âge, l'enfant est déjà victime de la sédentarité scolaire. Pendant cinq jours sur sept il n'a presque plus le temps et le droit de s'amuser. Il devient alors absolument nécessaire de contrebalancer son immobilité forcée par deux ou trois séances d'éducation physique par semaine. Que devra-t-on lui faire faire ?

Ce serait perdre son temps que de lui faire exécuter des mouvements correctifs ou de développement. L'enfant, à cet âge, ne comprend pas l'effort personnel qui est le seul agent thérapeutique de cette médication.

En plus, l'enfant commençant à cet âge son Education Physique, il ne faut à aucun prix lui faire prendre en grippe, dès le début, ce puissant remède qui devra lui rendre toute sa vie d'incalculables services si, au contraire, il en prend le goût, Combien d'entre nous ont été dégoûtés pour toute leur vie de l'Education Physique, par les leçons monotones et sans attrait qui leur était imposées dans les Lycées ou Collèges. Un maître inintelligent ne s'occupait que de ceux qui, petits prodiges, pouvaient faire quelques tractions aux anneaux ou exécuter « l'allemande » à la barre fixe. Les autres, ceux-là mêmes qu'il aurait fallu intéresser parce qu'ils en avaient le plus besoin, étaient délaissés et regardés comme incapables de profiter des secrets du maître. L'enfant ne sera donc pas intéressé par des exercices correctifs ou des exercices de gymnastique qu'il est incapable d'exécuter.

Il ne s'agit pas non plus de lui apprendre à sauter ou à courir, mais bien s'évertuer à faire fonctionner, activer sa circulation et sa respiration, en une demi-heure essayer de lui faire prendre du mouvement que, malheureusement, il n'est pas toujours à même de prendre chez lui.

Concluons donc. Pour un enfant au-dessous de huit ans, la leçon d'Education Physique ne devra comprendre qu'une seule partie : *La « DROGUE » joyeuse et bienfaisante.*

L'Education Physique des Enfants
de 8 à 11 ans

A partir de cet âge, le but de l'Education Physique change. L'enfant fait alors une poussée de croissance, et c'est à ce moment surtout que son squelette, encore frêle, subit facilement les déformations amenées par les attitudes vicieuses de la classe. Les omoplates se portent en avant, la poitrine se creuse, l'épaule droite s'abaisse, et quelquefois la colonne vertébrale se dévie. Les enfants subissent aussi, à cet âge, les suites fâcheuses des végétations nasales d'où résulte une insuffisance de la fonction respiratoire. Il faudra donc s'attacher à cet âge à corriger les attitudes incorrectes par des exercices correctifs, et s'appliquer, par des mouvements appropriés à élargir la cage thoracique.

Alors donc que la « Drogue » était la partie principale et unique avant huit ans, il faut désormais y joindre les exercices correctifs et de développement de poitrine.

Sur une leçon de 45 minutes, on devra faire 15 à 20 minutes de mouvements correctifs, et l'autre partie de la leçon sera consacrée à la « Drogue ».

De temps en temps, sous prétexte de récompenser les enfants d'avoir bien fait leurs mouvements correctifs, on peut leur faire quelques études sportives, leur montrer comment courent ou sautent les athlètes. Ils seront heureux de faire déjà, à cet âge, comme leurs aînés, et, initiés petit à petit aux secrets athlétiques, ils s'intéresseront à leurs progrès et aimeront leurs leçons.

CONCLUSION : Pour cet âge, deux phases capitales et d'égale importance : *les exercices correctifs* et la « *Drogue* ».

L'Education Physique de 11 à 16 ans

A partir de cet âge, le système osseux est suffisamment solide pour subir les tiraillements des exercices musculaires d'une certaine intensité. La gymnastique pourra donc prendre de l'importance. Les muscles, jusqu'alors travaillés en précision, adresse et vitesse, pourront être travaillés en force. C'est aussi le moment d'apprendre à l'élève à se servir de ses moyens physiques pour obtenir des résultats sportifs en rapport avec sa constitution. On pourra donc, à cet âge, l'intéresser à toutes les études sportives. Il devra, en outre, exécuter à chaque séance quelques exercices correctifs ou de développement qui, bien compris et mieux faits, demanderont une courte durée d'exécution. Il fera avec profit des mouvements intensifs qui lui serviront de « drogue » et l'achemineront en l'entraînant vers les grands sports.

Donc sur 45 minutes de leçon je conseillerai :

5 minutes de mouvements ;

20 minutes d'étude de gymnastique ou de sport ;

20 minutes de « Drogue ».

Education Physique à partir de 16 ans

Le jeune homme qui a suivi le cycle indiqué précédemment doit se tenir correctement. Les mouvements correctifs perdent donc de leur valeur. D'un autre côté la « Drogue » sera prise en même temps que l'Etude sportive, car déjà notre élève doit savoir sauter, courir, lancer, etc... et toutes ces études déjà sues devront se succéder avec une rapidité suffisante pour constituer en même temps la « Drogue ».

A cet âge donc la « Drogue » et l'Etude sportive se confondent.

Education Physique à partir de 20 ans

A partir de 20 ans les sports « sagement dosés » constituent pour l'homme éduqué physiquement, la meilleure leçon d'Education Physique car, tout en étant un dérivatif pour l'esprit, ils seront un agent de désintoxication, d'oxygénation et de purification. Ennemi absolu de la spécialisation, la variété des sports pratiqués entretiendra chez chacun au même degré de perfectionnement les qualités physiques acquises.

A partir de 35 ou 40 ans il faut modérer ses ambitions sportives. On doit abandonner les exercices violents que ne permettent plus ni le cœur, ni les artères. On doit même refaire à cet âge des exercices correctifs et d'assouplissement pour lutter contre l'ankylose de la cage thoracique et des autres articulations, et retarder ainsi le plus possible la vieillesse. Je soutiens en effet que si l'Education Physique est nécessaire pour l'enfant, le jeune homme et l'homme, les exercices judicieusement dosés sont absolument indispensables à l'âge mûr, pendant lequel les occupations nous entraînent malheureusement à négliger notre corps qui devient la proie de l'embonpoint, de la congestion ou de la cachexie.

ÉDUCATION PHYSIQUE FÉMININE

Comme j'ai essayé de le prouver, je considère l'Education Physique comme un agent thérapeutique de tout premier ordre qu'on n'a pas le droit de négliger. L'Etat d'ailleurs a fini par le comprendre, et l'Education Physique est rentrée dans les mœurs chez presque tous les jeunes gens. Mais pourquoi ce bienfait resterait-il l'apanage de l'homme, seulement ! La femme est autant que lui victime des mêmes ennemis. En outre, plus que l'homme elle est victime des préjugés et des nécessités néfastes de notre époque. Toute enfant, elle devra se distinguer de ses frères, on la veut sage et peu bruyante, et on lui donnera des poupées et des chiffons au lieu de la laisser courir et gambader avec ses frères. Sauter ou se livrer aux sports, fi donc !... Est-ce convenable pour une jeune fille !...

A 16 ou 17 ans elle sera happée soit par l'Atelier où elle s'anémiera, soit par l'Usine où, malgré de sages mesures hygiéniques elle s'empoisonnera. Dans les classes aisées elle passera son temps courbée sur d'éternelles broderies qu'elle ne quittera que pour « papoter » dans les salons, ou bien s'étioler, croyant faire du sport, dans l'air confiné d'un « dancing » à la mode.

Mariée, véritable matrone, quel scandale si elle allait se livrer à des exercices quelconques ! Notre civilisation aux principes erronés, non seulement retire à la femme les avantages qu'aurait dû lui donner la vie en plein air, mais lui retire encore ce que l'Education Physique bien comprise pourrait lui rendre.

Jusqu'à sa formation, nous nous préoccuperons d'activer la vitalité générale de la jeune fille par les mêmes exercices que chez le garçon. Alors, seulement, sans rechercher un développement musculaire exagéré, nous devrons nous appliquer à lui donner grâce et souplesse. Tenant compte qu'une des causes de la dépopulation se trouve dans la dégénérescence physique de la femme, l'Éducateur physique devra s'efforcer de lui faire un corps bien constitué, avec une sangle abdominale solide, pour ne plus la voir redouter l'accouchement que malheureusement à notre époque, elle considère comme une épreuve au-dessus de ses forces.

Ainsi éduquée physiquement la femme en retirera personnellement profit, et elle pourra contribuer pour une part prépondérante à la régénérescence de notre race. Donc profit individuel et social.

En éducation féminine deux écueils sont à éviter : le premier serait de chercher à entraîner la femme à des méthodes sportives trop violentes qui ne lui conviennent pas, le second écueil, non moins condamnable, serait de s'imaginer que l'on peut fortifier une jeune fille en lui faisant simplement exécuter des mouvements arrondis et souples, ou des danses, aussi gracieuses qu'elles puissent être.

La femme doit avoir une autre idée que celle de plaire. Par sa grâce naturelle elle s'en acquitte facilement. Elle devra en outre être robuste et forte, ce qui est hélas ! trop souvent... le moindre de ses soucis !...

EXERCICES RESPIRATOIRES

Depuis une quinzaine d'années on a beaucoup parlé de ces excercices. Une leçon d'Education Physique pendant laquelle on ne ferait pas faire ce qu'on est convenu d'appeler des exercices respiratoires, ne serait pas appréciée. Au contraire, si l'on voit les enfants élever les bras verticalement et les abaisser en faisant de grandes inspirations et de grandes expirations, tout le monde est émerveillé et dit : « voilà de la bonne gymnastique scientifique et médicale ».

Sur cette question, des médecins physiologistes ou orthopédistes ont écrit de superbes exposés très scientifiques, et des Educateurs physiques, ou supposés tels, ont écrit des manuels d'Exercices respiratoires. Aux premiers le champ d'expérience manquait pour vérifier les résultats de leur déduction scientifique. Aux seconds il manquait trop souvent les plus élémentaires notions de physiologie médicale.

Pour moi, cette question des exercices respiratoires n'est pas encore au point. Des physiologistes distingués comme Lagrange et Démeny ne sont pas d'accord sur cette question, et presque tous les professeurs d'Education Physique font faire des exercices respiratoires sans trop savoir ce qu'ils font.

Je crois que, pour bien étudier la gymnastique respiratoire, il faut sérier la question et bien s'entendre d'abord sur ce que l'on veut dire par exercices respiratoires.

On appelle exercice ou gymnastique respiratoire tout mouvement ou tout exercice qui aura sur la fonction respiratoire un effet salutaire.

Lorsqu'on parle d'exercices de sauts, on sait que l'on cherche, par certains mouvements, à améliorer le rendement de tous les organes qui servent à sauter. Pour les exercices respiratoires il doit en être de même, c'est-à-dire qu'il faut chercher à améliorer chez l'individu les organes de la fonction respiratoire.

Or la respiration d'un individu est fonction de deux organes : 1° *de sa cage thoracique ; 2° de ses poumons.*

On améliorera le rendement de la cage thoracique en l'élargissant et en l'assouplissant ; on améliorera le rende-, ment du poumon en lui faisant oxygéner plus de sang. Voici, à mon avis, posé le problème des exercices respiratoires.

Voyons maintenant : 1° *Comment on élargira et assouplira la cage thoracique* et 2° *Comment on fera oxygéner par les poumons une plus grande quantité de sang.*

1° — Développement et assouplissement

de la cage thoracique

Nous savons que la cage thoracique augmente suivant trois diamètres : dans le sens transversal et dans le sens antéro-postérieur grâce à l'élévation des côtes, et dans le sens vertical grâce à l'abaissement du diaphragme.

Nous devrons donc, pour élargir et assouplir la cage thoracique penser à ces deux sortes d'agrandissement.

En principe tout mouvement élevant les côtes agrandira les diamètres transverse et antéro-postérieur.

Je trouve complètement inutile de rappeler dans ce court exposé tous ces mouvements si connus et que l'on peut trouver dans tous les manuels. Je rappelle simplement que ces mouvements se font dans les différentes positions : *debout, couché* ou *suspendu.*

Influence de la suspension sur la dilatation du thorax :

Suspendez-vous à une barre ou à des anneaux, les bras bien allongés, les mains écartées, et le plus passivement que vous pourrez, c'est-à-dire en évitant les efforts de flexion des membres et du tronc. Ainsi bien allongé, expirez tout l'air que vous pourrez rejeter de vos poumons, en ayant soin de ne faire aucune inspiration nouvelle. Quand vous aurez, en contractant les parois de l'abdomen, rejeté cet air, lâchez l'appareil auquel vous étiez suspendu, et, revenu à la station debout sur le sol, les bras abaissés, vous constaterez que vous pourrez rejeter encore une certaine quantité d'air de votre poitrine, c'est-à-dire continuer votre expiration rendue impossible par le fait de l'attitude suspendu. Le surcroît d'air expiré mesure la dilatation thoracique produite mécaniquement par la suspension. Ce volume dépend du degré d'allongement du corps et de la mobilité des côtes.

Si même on exerce une traction sur le corps de l'élève suspendu par les mains, on augmente encore l'allongement passif et les dimensions de la poitrine.

Cette remarque prêche en faveur de la gymnastique des agréistes qui ont tous des poitrines très bombées alors que le sportif exclusif a, en général, la poitrine plate. Je conclus encore là, en éducation physique, au plus grand éclectisme.

Tous ces exercices : bras verticaux, bras latéraux et portés en arrière ou de suspension, s'adressent surtout à l'agrandissement transversal et antéro-postérieur du thorax, or, nous le savons, le thorax s'agrandit aussi dans le sens vertical grâce à l'abaissement du diaphragme. Cette augmentation du diamètre vertical est excessivement importante, c'est elle qui permet aux bases du poumon de respirer. Or on peut remarquer que tous les exercices qui dilatent les côtes supérieures sont d'autant mieux exécutés qu'ils empêchent l'abaissement du diaphragme, car presque tous nécessitent la contraction en élongation des muscles grands-droits et obliques, et par ce fait empêchent les intestins de se porter en avant ou en côté, et gênent l'abaissement du diaphragme.

Il faudra donc chercher d'autres exercices pour travailler l'agrandissement du thorax dans le sens vertical.

Ces exercices devront, immobilisant ou même abaissant les côtes supérieures, faire dilater la base du thorax et de de l'abdomen.

Donnons-en quelques exemples :

1° Laissant les bras le long du corps, serrés contre la poitrine, et exerçant même une traction de haut en bas, l'élève devra inspirer en gonflant l'abdomen, ce qui se produit grâce à l'abaissement du diaphragme ;

2° Etant dans la position à genoux et les mains au sol, faire exécuter de grandes inspirations et de grandes expirations ;

3° Etant dans la position couchée sur le dos, les mains le long des cuisses, immobilisant les épaules, faire de profonds mouvements respiratoires en gonflant et dégonflant l'abdomen.

Quelques Remarques :

On a coutume, dans tous ces exercices de développement de poitrine, de faire inspirer naturellement à chaque fois que la poitrine s'élargit, et expirer à chaque fois qu'elle diminue de volume.

Il faut faire en sorte que la fin de l'inspiration coïncide avec la fin du mouvement, autrement dit, il faut profiter du moment où la cage thoracique est bien ouverte pour la remplir d'air. Il faudra donc commencer à inspirer seulement lorsque le mouvement touchera à sa fin.

Il ne faut pas, comme le profane ou comme beaucoup de professeurs de gymnastique, s'hypnotiser sur cet air inspiré ou expiré. Sans doute, cet air pur remplissant les poumons sature momentanément le sang d'oxygène, et cet air expiré nettoie les moindres recoins des poumons. Mais au point de vue de l'agrandissement de la cage thoracique il faut bien se souvenir que *c'est le mouvement fait et la position prise qui travaillent l'augmentation de la cage thoracique, et non pas le fait de la remplir d'air.*

Les plus simples notions de physiologie nous apprennent que les poumons ne se gonflent pas parce qu'ils se remplissent d'air, mais bien qu'ils se remplissent d'air parce que la cage thoracique se dilate. C'est donc le mouvement respiratoire qui est le plus important, et non pas le fait d'absorber ou de chasser de l'air.

Nous venons de voir comment, par des exercices appropriés, on peut élargir la cage thoracique, mais ce n'est là qu'une partie de la question des exercices respiratoires tels que je les envisage, car, je le répète la respiration est fonction de deux choses :

1° *La grandeur et la souplesse de la cage;*

2° *L'oxygénation d'une plus grande quantité de sang.*

2° — Augmentation des échanges respiratoires

Pour améliorer la respiration d'un individu il faut favoriser et augmenter ses échanges respiratoires, il faut laver de tous les déchets qui les emcombrent, ses moindres organes, et leur apporter, en même temps qu'un courant sanguin laveur, un sang bien oxygéné et vivifiant.

Ces résultats respiratoires, on ne les obtiendra pas par des exercices d'assouplissement de la cage thoracique, mais bien par la pratique d'une gymnastique légèrement essoufflante qui, à mon avis, constitue la véritable gymnastique respiratoire.

Pour bien comprendre ce qu'est la gymnastique essoufflante, il faut d'abord bien s'entendre sur ce qu'est l'essoufflement que je me propose d'étudier brièvement

Essoufflement

Il vous est certainement arrivé en montant précipitamment un escalier de vous sentir essoufflé. Votre respiration est devenue haletante, précipitée, vous avez éprouvé une sensation d'étouffement, et de plus, les battements de votre cœur sont devenus plus fréquents, plus violents. A cet ensemble de phénomènes on a donné le nom d'essoufflement. On peut le définir : « un malaise qui se produit au cours d'un exercice violent ou d'un travail musculaire intense, et qui se caractérise par un besoin exagéré de respirer, et par un trouble dans le fonctionnement des organes de la respiration et de la circulation ».

Si l'on recherche la cause réelle de l'essoufflement on remarque que les actes les plus capables d'amener rapidement des troubles dans la respiration sont ceux qui font entrer en jeu un grand nombre de muscles auxquels on demande un travail intense en un temps très court.

Ceci se comprend d'ailleurs très facilement quand on veut réfléchir et se rappeler que les mouvements respiratoires sont commandés par le bulbe qui, d'après la quantité d'acide carbonique contenu dans le sang, commande la fréquence des mouvements respiratoires. *Or, la quantité d'acide carbonique contenu dans le sang ne peut être proportionnellle qu'à la quantité de travail musculaire exécuté.*

Des Exercices fatigants et des exercices essoufflants. De leur importance respective en éducation physique.

Ce que nous venons d'étudier m'amène à vous parler des exercices fatigants et des exercices essoufflants.

Les *exercices fatigants* sont ceux qui se prolongent pendant un certain temps et qui ne sont supportés que par un petit nombre de muscles. La quantité d'acide carbonique fabriqué et dégagé par ces muscles peut être assez considérable pour amener dans ces muscles la fatigue, mais être insuffisante pour entraîner la surcharge en acide carbonique de tout le torrent sanguin, et par conséquent pour amener l'essoufflement.

Au contraire, les *exercices essoufflants* sont ceux qui sont supportés par de grosses masses musculaires ou de nombreux muscles qui fournissent une grosse somme de travail en un temps relativement court. Il arrive que chaque muscle, pris en particulier, ne fournisse pas un travail suffisant pour changer sa composition au point d'amener en lui la fatigue, mais que la totalisation de l'acide carbonique dégagé et fourni par chaque muscle, arrive à changer la composition du sang au point d'amener rapidement des troubles dans le fonctionnement de l'appareil respiratoire et à entraîner ainsi l'essoufflement.

Prenons des exemples :

A un premier élève faisons porter un poids au bout du bras allongé horizontalement, et à un second faisons exécuter des sauts successifs.

Chez le premier nous n'aurons que peu de muscles à travailler, mais ces muscles seront vite encombrés de déchets de combustion et fatigués ; mais comme les muscles en travail ne sont ni gros, ni nombreux, la fatigue arrivera bien avant que le sang ne soit empoisonné, et par conséquent bien avant que la respiration ne s'active.

Au contraire chez le second les masses musculaires des deux cuisses, des deux jambes, fournissent un gros travail, mais comme les muscles qui travaillent sont nombreux, la quantité d'acide carbonique dégagé dans chaque muscle peut ne pas amener la fatigue de ces muscles. Mais, cependant, l'acide carbonique dégagé de tous ces muscles, incapable de produire la fatigue de chacun d'eux, peut, par sa totalisation, amener l'empoisonnement de la masse sanguine, et par suite, l'essoufflement.

D'intéressantes déductions peuvent être tirées de ce court exposé.

Si l'on veut arriver à obtenir de l'exercice des effets généraux, on ne doit pas se contenter des exercices fatigants qui n'amènent que des effets locaux, il faut préconiser les exercices essoufflants qui font entrer en jeu le fonctionnement des poumons et du cœur, et qui, par conséquent, ont une répercussion sur tout l'organisme en activant la respiration et la circulation, et c'est là ce que l'on doit se proposer dans une leçon d'Education Physique.

Mais si les exercices essoufflants sont excellents, ils sont aussi très dangereux à manier et doivent être dosés avec soin.

Nous avons vu que les exercices rapidement exécutés amènent une accélération de la respiration. Ils ont aussi comme effet d'activer immédiatement la fréquence des battements du cœur et par conséquent d'accélérer le cours du sang.

Il est intéressant de savoir et de comprendre pourquoi se produit cette accélération.

Nous savons que les muscles qui travaillent se gonflent de sang. Il y a vers ces muscles une sorte de drainage de sang. Ce drainage, cet appel de sang ne peut se faire sans que toute la masse sanguine y prenne part et participe à cette accélération du courant sanguin.

Par suite du travail musculaire, le sang chargé d'acide carbonique se précipite vers les poumons qui, petit à petit, se congestionnent. La place occupée par le sang dans les poumons est autant de place perdue pour l'air, d'où rétrécissement du champ respiratoire, et surface d'échange diminuée.

Il se produit alors de la part des poumons une sorte de travail de compensation. Certaines alvéoles pulmonaires qui ordinairement restent inactives et plissées, se dilatent et rentrent en action. Ce sont surtout les alvéoles des sommets des poumons qui fournissent à ce travail de compensation, d'où vous voyez la nécessité des exercices essoufflants pour arriver à faire fonctionner les sommets des poumons.

Cette gymnastique, cette aération des sommets est excessivement importante pour la raison que nous avons déjà donnée.

On n'arriverait pas à ce résulat par une gymnastique composée d'exercices fatigants.

Grâce à l'entrée en jeu des alvéoles des sommets, l'équilibre se trouve donc maintenu et rétabli, entre l'acide carbonique fabriqué par le travail musculaire et le besoin en oxygène de l'organisme.

L'enfant présente alors tous les signes d'une suractivité vitale. Sa physionomie respire le bonheur, ses yeux sont vifs et brillants, sa figure animée devient rouge, sa respiration régulière est plus fréquente. C'est en un mot la phase salutaire de l'essoufflement, celle qui est absolument nécessaire d'atteindre si l'on veut obtenir les effets généraux de l'exercice. Le dosage de ce médicament est excessivement délicat.

Si, par suite d'inexpérience, il arrive que le professeur dépasse la mesure, l'équilibre est rompu en faveur de l'acide carbonique qui, non suffisamment éliminé, empoisonne le sang. Le muscle cardiaque arrosé par un sang vicié se fatigue, et cette fatigue augmente encore par l'effort qu'il doit faire pour pousser l'ondée sanguine à travers des poumons de plus en plus congestionnés.

C'est alors la période d'intoxication. Un bon moniteur doit savoir reconnaître à certains signes l'approche de cette période. A ce moment la respiration de l'élève change de rythme, les deux temps de la respiration sont inégaux : l'élève qui ne sait pas encore rythmer sa respiration fait de longues inspirations, et escamote l'expiration qu'il devrait au contraire rendre longue et profonde, car s'il est essoufflé, ce n'est pas qu'il manque d'air, mais bien qu'il est intoxiqué par un excès d'acide carbonique.

Sa physionomie, au lieu d'être uniformément rouge, pâlit en certains endroits, aux ailes du nez et aux oreilles.

Le cœur fatigué semble ne plus avoir la force d'envoyer du sang aux extrémités ; les lèvres, au lieu d'être rutilantes, se foncent, le sang, vu par transparence, chargé d'acide carbonique, a changé de couleur ; sa bouche ouverte et ses narines béantes semblent indiquer de la part de l'organisme un besoin d'aération.

L'exercice poussé plus loin amènerait la syncope par congestion des organes et anémie cérébrale.

Les inconvénients de l'exercice poussé trop loin m'obligent à dire un mot des concours et des fêtes.

Il ne faut pas, sous prétexte d'exhibition ou de classement, infliger à l'élève des épreuves au-dessus de ses forces.

Je me souviens être venu à Nantes, en 1918, avec l'Ecole de Joinville, pour une grande fête sportive.

Entre autres attractions il devait se courir un 400 mètres. Une quarantaine d'enfants, âgé le plus vieux de 17 ans, et les plus jeunes de 12 à 13 ans, prirent le départ ; une vingtaine s'arrêtèrent en route, n'en pouvant plus, et les autres, au poteau d'arrivée, furent obligés de s'étendre. Leur figure livide prouvait un organisme absolument asphyxié.

Cette fête devait être une exibition de propagande. Dites-moi quel est le médecin qui sera assez criminel pour conseiller aux familles cette thérapeutique après avoir été témoin de tels abus ?

Sous le prétexte de fortifier nos enfants ne les empoisonnons pas, mieux vaut ne pas faire d'exercices que d'en faire exécuter de nuisibles.

Lorsqu'on présentera aux médecins une méthode rationnelle et salutaire, ils seront les premiers à conseiller l'Education Physique. Ma plus grande consolation et ma plus grande récompense est de compter *sur 200 élèves, plus de 50 enfants de confrères.*

CONCLUSION : *Je concluerai donc ce chapitre en soutenant que pour augmenter les échanges respiratoires il faut avoir recours aux exercices essoufflants.*

*Il serait intéressant d'étudier brièvement les différentes théo-
ries actuellement en présence au sujet des exercices respiratoires.*

1° — La Méthode Suédoise

Les Suédois qui sont les initiateurs de la gymnastique,
dite respiratoire, attachèrent une importance énorme aux
mouvements de développement de la cage thoracique et
réussirent à merveille à obtenir de beaux résultats au
point de vue élargissement de poitrine ; mais ils ne
semblent pas se préoccuper de la gymnastique des poumons dans le sens que je vous ai fait entrevoir. Dans les
salles de gymnastique suédoise installées en France, salles
en général étroites et remplies d'agrés, on semble beaucoup plus se préoccuper de faire de l'Esthétique que d'activer, par des mouvements quelconques mais rapides la
circulation et la respiration.

En résumé les Suédois s'occupent du contenant qu'ils
développent à merveille, mais me paraissent trop négliger
la fonction vivifiante des poumons lorsque ceux-ci fonctionnent, non plus à vide comme dans leur méthode, mais
bien comme ventilateurs et comme instruments de nettoyage de tout l'organisme.

Quand on respire en faisant un mouvement, on oxygène
bien son sang, mais si cette respiration n'est pas accom-
pagnée d'une accélération de la circulation, il n'y a pas
lavage de tous les organes vers lesquels le sang n'est pas
attiré. *Un exercice respiratoire sans accélération du cœur est,
pour moi, un exercice respiratoire incomplet.*

Cette façon des Suédois d'envisager la gymnastique respiratoire est partagée par les culturistes et tous ceux qui
préconisent la gymnastique en chambre.

2° — La Méthode sportive

A la méthode Suédoise a succédé la Méthode sportive qui elle, à mon avis, est tombée dans l'écueil inverse au sujet de la respiration.

Les Sportifs disent : « On développe ses poumons avec ses jambes, c'est-à-dire qu'en courant on force les poumons à fonctionner, et, les poumons fonctionnant, se développent ».

Critique :

Alors que les Suédois développaient la cage thoracique sans activer la respiration, les sportifs activent la respiration, mais il serait antiphysiologique de croire que les poumons, en fonctionnant, agrandissent la cage thoracique. Il est en effet inadmissible de croire que, quel que soit le besoin que l'on ait de respirer en courant, les poumons puissent élargir leur contenant. Je répète cette donnée élémentaire de physiologie : « Ce ne sont pas les poumons qui commandent le mouvement du thorax, mais bien l'inverse ».

Le coureur ne respire largement et profondément qu'autant que la largeur et l'élasticité de son thorax le lui permettront. S'il n'a pas, avant de faire du sport, élargi sa cage thoracique, cette dernière n'aura que les dimensions que la nature lui aura données.

Le gros écueil de cette méthode réside dans ce fait que si le sportif n'élargit pas son thorax, il fait en revanche grossir énormément son muscle cardiaque qui, au bout de peu de temps, se trouve hypertrophié par rapport à une cage thoracique trop étroite.

C'est cette hypertrophie du cœur que constatent beaucoup de mes confrères chez les jeunes gens qui, sans être éduqués physiquement se livrent au sport très intense du foot-ball.

La faute en est aux Éducateurs qui, avertis, ne veulent pas comprendre l'importance de l'Education Physique faite avant les sports.

3° — Méthode Hébert et Méthode de Joinville

Hébert et la Méthode de Joinville semblent réaliser le juste milieu entre les Suédois et les Sportifs, mais à mon avis Hébert ne paraît pas donner assez d'importance au développement méthodique du thorax, et l'École de Joinville a encore l'air de croire qu'en respirant très fort on développe sa cage thoracique, si bien qu'à un moment donné elle négligeait le mouvement pour n'attacher d'importance qu'au seul fait de faire rentrer de l'air dans les poumons.

CONCLUSION

De tout ce chapitre sur cette question si importante, il faut conclure et retenir qu'en gymnastique respiratoire, je dirais même, en Éducation Physique, il faut distinguer deux phases :

Ou bien l'élève a une cage thoracique trop étroite ou trop peu élastique, et alors il faut, par des leçons particulières, sous la direction d'un maître expérimenté, lui faire exécuter des exercices de développement de poitrine, ce qui n'empêchera pas, de temps en temps, de lui faire faire des exercices légèrement essoufflants, en se souvenant que cet enfant n'a à sa disposition qu'un champ respiratoire restreint, et que par conséquent il ne peut pas, comme une autre, prendre la leçon collective sans se fatiguer et sans en recueillir plus de mal que de bienfaits.

Ou bien le jeune sujet a une cage thoracique très bien développée et très élastique, et alors, tout en maintenant, par quelques exercices, son développement et son élasticité thoracique, il faudra plutôt dans la leçon, activer par des exercices essoufflants, ses échanges respiratoires qui soumettent son organisme à un lavage continu, ce qui doit être le résultat d'une Éducation Physique rationnellement comprise, et ce qui justifie cette partie absolument nécessaire de la leçon que j'ai désignée sous le nom de « DROGUE ».

Docteur CONDROYER,
Institut d'Éducation Physique.
NANTES, 25, Quai de la Fosse.

TABLE DES MATIÈRES

NANTES
Imp. P. CHAILLOUS
184-6-22